AF246490

INTRODUCTION

AU

TRAITÉ DES NÉVROSES

PAR

Henri HUCHARD

Lauréat de l'Académie et de la Faculté de médecine de Paris
Médecin de l'hôpital Tenon, etc.

PARIS

LIBRAIRIE GERMER-BAILLIÈRE et Cie

108, BOULEVARD SAINT-GERMAIN, 108

Au coin de la rue Hautefeuille

1882

TRAITÉ

DES NÉVROSES

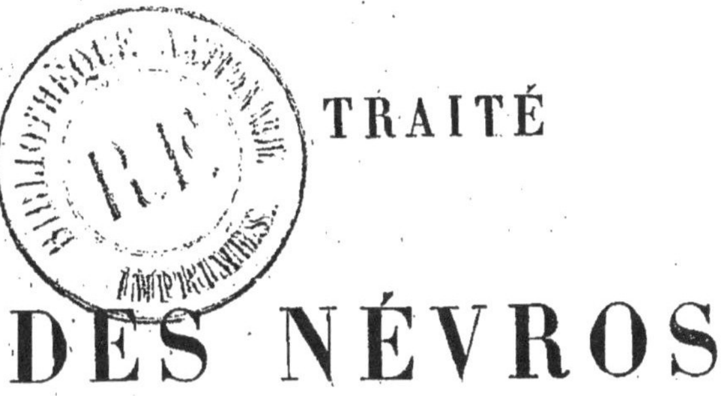

TRAVAUX DE A. AXENFELD

Des principaux accidents que l'on observe après la trachéotomie chez les enfants atteints de croup. (*Thèse inaugurale.* Paris, 1852.)

Des influences nosocomiales. (*Thèse d'agrégation.* Paris, 1857.)

Des lésions atrophiques de la moelle épinière. (Revue critique. *Archives de médecine,* 1863, p. 210 et 455.)

Jean Wier et les sorciers. (Conférences historiques faites à la Faculté de médecine de Paris en 1865. Paris, 1866, p. 383.)

Article Abdomen. En collaboration avec Potain. (*Dictionnaire encyclopédique des sciences médicales,* tome I.)

Article Ataxie locomotrice progressive. (*Dict. encycl. des Sc. méd.,* tome VII.)

Rapport sur les progrès de la médecine en France. (En collaboration avec Béclard.)

TRAVAUX DE HENRI HUCHARD

Purpura hémorrhagica avec hémorrhagies cérébrales et lésions des vaisseaux. (*Société anatomique de Paris,* 1868.)

De l'emploi de l'éponge préparée dans les maladies utérines. (*Recueil des travaux de la Société médicale d'observation de Paris,* 2ᵉ série, tom. II, 1869, p. 322-369.)

Des complications cardiaques dans la variole et notamment de la myocardite varioleuse, (en collaboration avec Desnos). (*Union médicale,* 1871. Paris, chez Delahaye.)

Contribution à l'étude de la dysménorrhée membraneuse, (en collaboration avec Labadie-Lagrave (*Archives de médecine,* Paris, chez Asselin, 1871-1872.)

Etude sur les causes de la mort dans la variole. (*Archives de méd.,* 1871, et *Thèse inaugurale.* Paris, chez Delahaye, 1872.)

De la fièvre et des bains froids, ou du traitement de la fièvre par la méthode réfrigérante. (*Union médicale,* Paris, chez H. Rey, 1874.)

De la médication opiacée dans l'anémie cérébrale due aux affections du cœur : insuffisance et rétrécissement aortiques. Applications au traitement des anémies en général. (*Journal de thérapeutique,* Janvier 1877.)

Etude critique sur la pathogénie de la mort subite dans la fièvre typhoïde; déductions thérapeutiques. (*Union médicale,* 1877 et Paris, chez Germer-Baillière.)

Contribution à l'étude des maladies frustes de l'estomac. — Note sur un cas de concrétions muqueuses membraniformes de l'intestin. (*Bulletins de la Soc. clinique,* 1877-1878.)

De la thrombose pulmonaire comme cause de mort subite dans les cachexies (tuberculose, carcinose, etc.) (*Société méd. des hôpitaux.* Paris, 1878.)

De la guérison rapide des accès d'asthme par l'emploi des injections hypodermiques de morphine, et de l'action eupnéique de la morphine. (*Union médicale,* 1879, et Paris, chez Germer-Baillière.)

De l'angine de poitrine cardiaque et pulmonaire. Remarques sur les synergies morbides du nerf pneumogastrique. (*Union méd.* 1879, et Paris chez H. Rey.)

De l'emploi de la pilocarpine contre le diabète et la polyurie. (*Congrès international de Londres,* 1881.)

Hypérostoses symétriques des membres d'origine rhumatismale. (En collaboration avec Binet.) (*France médicale,* 1882.)

Coliques hépatiques et néphrétiques de la grossesse et de l'accouchement (*Union médicale,* avril 1882.)

Revues de clinique médicale et de thérapeutique : sur certaines formes de néphrite latente (1874), les maladies du cœur (1873), la fièvre typhoïde, les coliques hépatiques (1874), la pancréatine (1874-1878), le rhumatisme, la paralysie agitante, la pneumonie du sommet, etc. (*Union médicale,* 1875.)

TRAITÉ

DES

NÉVROSES

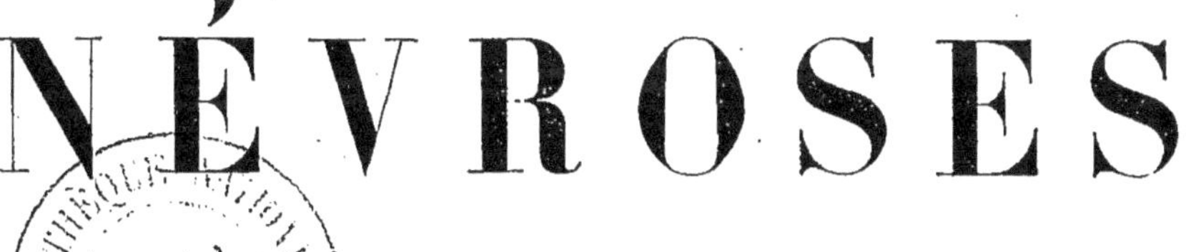

PAR

A. AXENFELD

Professeur de pathologie interne à la Faculté de médecine de Paris
Médecin de l'hôpital Beaujon, etc.

DEUXIÈME ÉDITION AUGMENTÉE DE 700 PAGES

PAR

HENRI HUCHARD

Lauréat de l'Académie et de la Faculté de médecine de Paris
Médecin de l'hôpital Tenon, etc.

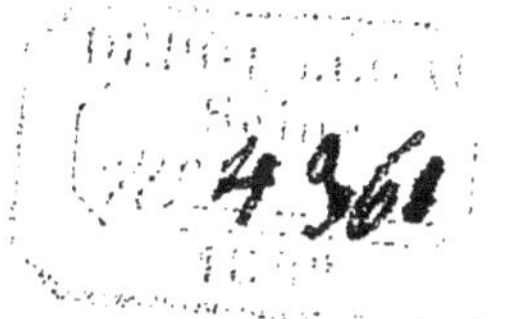

PARIS

LIBRAIRIE GERMER BAILLIÈRE ET Cⁱᴱ

108, BOULEVARD SAINT-GERMAIN, 108
Au coin de la rue Hautefeuille

1883

INTRODUCTION

Lorsque l'impitoyable mort vint frapper en 1876 notre affectionné maître Axenfeld, elle le surprit dans cette période de méditation silencieuse où le savant se recueille, où le médecin garde encore en secret le résultat de ses constantes observations, parce qu'il ne veut rien livrer au hasard, ni sacrifier à l'entraînement toujours trop facile de son imagination. Il se préparait donc à faire une seconde édition des *Névroses*, qui dès leur apparition en 1863, — il y a donc de cela près de vingt ans, — avaient pris les proportions d'un événement scientifique et qui ont obtenu par la suite un si légitime succès. Une maladie implacable ne lui permit pas de mettre son projet à exécution ; et lorsqu'il se sentit atteint pour toujours, il voulut confier à l'un de ses plus fidèles disciples comme à l'un de ses plus fervents admirateurs, le grand et périlleux honneur de la revision, de la continuation d'une œuvre qui ne devait et ne pouvait pas périr. Nous avons pensé dès lors que le devoir nous commandait de conserver à ce livre toute son originalité, de ne rien changer à ces pages souvent éloquentes et toujours empreintes d'un profond esprit clinique; et dans les additions considérables que les progrès de la science nous ont imposées, nous avons cru qu'il était utile et convenable d'indiquer par un signe facile à reconnaître (1), tous les développements qui nous appartiennent, que nous revendiquons comme notre propriété, dont nous voulons subir et réclamer la responsabilité entière, puisque, pour notre malheur, la collaboration et les conseils de notre maître vénéré nous ont fait absolument défaut. Il ne s'agit

---

(1) Tous les passages ou chapitres que nous avons ajoutés, sont indiqués par ces deux parenthèses [   ].

donc pas, à proprement parler, d'une seconde édition, mais d'une œuvre personnelle et nouvelle, que nous plaçons avec une légitime hésitation à côté de la première, heureux et fier si nous avons pu ne pas la rendre trop indigne de son aînée.

Lorsque ce livre parut pour la première fois en 1863, une classification exacte des névroses était impossible ; elle serait encore prématurée et difficile dans l'état actuel de la science ; et pour ne pas changer de fond en comble l'ensemble du volume, pour respecter autant qu'il était en notre pouvoir la forte empreinte donnée à cette œuvre par le maître, nous avons la plupart du temps laissé à leur place les anciennes divisions, quoique nous eussions voulu confondre dans une seule description les *névralgies multiples*, la *névralgie générale*, *l'irritation spinale* et le *nervosisme*, maladies qui, malgré leurs diverses appellations, nous paraissent puiser leur symptomatologie un peu différente dans une commune origine, ou exprimer les multiples modalités d'un même type morbide. Nous pensons aussi qu'aux trois grandes classes de névroses décrites dans ce volume, — NÉVROSES DE LA SENSIBILITÉ, NÉVROSES DE LA MOTILITÉ, NÉVROSES COMPLEXES, — il sera désormais juste et utile d'en ajouter une quatrième : les NÉVROSES VASO-MOTRICES.

Malgré cette omission volontaire qui n'a pas été complète, puisque nous avons passé en revue les troubles vaso-moteurs pouvant survenir dans les névroses de la sensibilité, de la motilité, et dans les névroses complexes, nous avons été obligé, par suite des progrès incessants de la science, de donner à ce livre une extension considérable : nous avons en effet ajouté près de 700 pages aux 520 pages environ que contenait la première édition.

Le lecteur trouvera ainsi des chapitres inédits, tels que ceux des *anesthésies* sous le rapport de la pathogénie, de la *névralgie diaphragmatique*, des *tremblements* en général, de la *maladie de Parkinson*, des *paralysies d'origine viscérale et périphérique*, du *nervosisme chronique ou neurasthénie*, etc. D'autres sujets ont dû aussi recevoir des développements considérables, et parmi eux : les *névralgies en général et en particulier*, la *migraine*, *l'angine de poitrine*, le *vertige*, les *spasmes fonctionnels*, les *contractures*, *l'épilepsie*, la *chorée* et *l'hystérie*.

L'histoire de cette dernière névrose a été plus particulièrement refondue. Nous inspirant des travaux nombreux et remarquables parus sur cette question si ancienne et toujours nouvelle, et du livre de M. Richer sur l'hystéro-épilepsie qui reflète d'une façon précise et heureuse l'enseignement d'un maître éminent, nous avons décrit, comme on doit les comprendre aujourd'hui, les signes exacts des grandes et des petites attaques convulsives de l'hystérie ; nous appuyant sur nos propres observations et aussi sur celles de nos devanciers, nous avons ajouté un certain nombre de chapitres relatifs à *l'hystérie viscérale*, aux *rapports de l'hystérie en général avec divers états morbides*, aux *troubles vaso-moteurs et sécrétoires de la névrose*, à sa *thérapeutique*, à ses *accidents convulsifs*, à ses *contractures* et à ses *paralysies*, aux *troubles intellectuels*, au *caractère*, aux *mœurs* et à *l'état mental des hystériques*. Cette dernière étude n'avait jamais été abordée dans une vue d'ensemble, sans qu'on sache trop pourquoi. Tout le monde se répétait les petits et les hauts faits de ces malades, on se racontait leurs allures singulières et leurs actes incohérents, dont le récit trop souvent fantaisiste ne sortait pas du cercle intime des conversations ou dont l'écho ne franchissait le prétoire de la justice ou la salle de l'hôpital, que transformé ou amplifié dans les écrits d'une littérature aussi facile qu'indiscrète ; on croyait connaître leur esprit de simulation et de dissimulation, la mobilité de leur humeur et de leur caractère, l'instabilité de leur volonté, et chose étrange, on n'avait pas eu la pensée de pénétrer plus intimement leurs tendances intellectuelles ou affectives ou de scruter plus profondément l'état de leur esprit ; on étudiait en un mot la maladie sans connaître la malade. Et cependant, il y a des médecins, et nous sommes de ceux-là, qui ne sont pas éloignés de croire au siège cérébral de l'hystérie, ou à la nature psychique de ses principales manifestations. On arrive même par cette étude, à distraire dans l'histoire de l'hystérie, toute une classe d'accidents qui relèvent plus particulièrement de l'état cérébral ; aussi peut-on citer certaines anorexies et paralysies qui ont une origine mentale, qui résultent d'une perversion de la volonté, et contre lesquelles la thérapeutique restera toujours impuissante si elle ne puise pas ses principaux moyens d'action dans le traitement hygiénique et moral.

Avant de quitter ce sujet toujours si intéressant de l'hystérie, nous devons appeler l'attention sur une petite audace que nous avons commise et dont il est indispensable de parler pour la compréhension plus facile du texte : Nous avons en effet détourné le mot *hystéro-épilepsie* de sa signification ancienne, l'appliquant seulement aux cas dans lesquels les deux névroses coexistent réellement chez le même sujet, tandis que nous réservons le nom *d'épilepto-hystérie* à ceux dans lesquels l'hystérie est seule en cause et présente uniquement des manifestations épileptoïdes dans les actes divers qui constituent la grande attaque de l'hystéria major. Par sa terminologie en effet, le nom d'hystéro-épilepsie paraissait indiquer que la dernière névrose jouait un rôle capital, ce qui est absolument le contraire de la vérité; et nous croyons que ce léger changement contribuera peut-être pour sa part, en évitant une confusion dans les mots, à prévenir une confusion fâcheuse dans les idées.

Nous avons aussi substitué au nom de *nervosisme* qui ne dit rien, celui de *neurasthénie* qui exprime au moins un certain état de faiblesse nerveuse dans cette maladie bizarre, protéiforme et réellement insaisissable qui, nous le craignons, attendra longtemps encore son véritable écrivain. Ce mot même n'est pas irréprochable, puisqu'il parait n'indiquer qu'une des modalités de la maladie, à savoir la forme dépressive ; celui de *faiblesse irritable du système nerveux* nous paraîtrait, malgré sa longueur, mieux exprimer la réalité des choses, à moins qu'on veuille adopter la dénomination de *neurataxie* que nous avons proposée par la suite. Mais nous aurions une préférence marquée pour appliquer ce néologisme à l'hystérie dont le nom est mauvais assurément puisqu'il exprime une idée fausse trop répandue encore parmi les médecins et dans la société.

Cette querelle de mots étant épuisée, nous croyons utile de faire remarquer que nous avons mis tous nos soins à donner sur le traitement des névroses et de l'hystérie en particulier (1), des indications aussi complètes que possible. Il existe, de par le monde mé-

(1) A ce sujet, nous tenons à témoigner nos plus sincères remerciements : à M. le D^r Ch. Eloy, ancien interne très distingué des hôpitaux de Paris, qui a bien voulu nous prêter son utile concours pour le chapitre relatif au traitement de l'hystérie par la métallothérapie et l'électricité; à M. G. Lepage, l'un de nos excellents élèves qui nous a aidé à préparer les éléments de la table analytique.

dical, des esprits distingués d'ailleurs, qui placent volontiers dans leurs études ou leurs préoccupations scientifiques, la thérapeutique des maladies au second plan. Les malades ne sont pas de cet avis ; nous prenons le parti des malades. Car, la négation de la thérapeutique est la négation de toute la médecine, si elle n'est pas celle de notre utilité.

Nous avons cru devoir distraire de ce volume le chapitre relatif à l'*éclampsie*, parce qu'il nous semble mieux placé dans un traité d'accouchements, et aussi le chapitre sur l'*ataxie musculaire*, parce que des travaux nombreux ont fait sortir avec raison cette maladie du domaine encore mal limité des névroses. Ne pouvant pas modifier les dispositions générales du livre, nous avons laissé de côté l'étude de quelques paralysies et surtout de diverses névroses vaso-motrices parmi lesquelles il faut citer : le *goître exophthalmique*, les *paralysies vaso-motrices des membres*, la *syncope* et l'*asphyxie locale des extrémités*, etc..., dont nous voulons entreprendre plus tard la description.

De propos délibéré, nous avons été très sobre de détails sur l'*hypnotisme*, le *somnambulisme* et la *léthargie*, nous bornant à signaler à l'article *catalepsie*, les acquisitions les plus sérieuses et les plus indiscutables de la science, sans nous arrêter complaisamment sur des faits plus ou moins extraordinaires dont la preuve n'est pas encore donnée, ou dont l'utilité pratique est loin d'être démontrée. Il faut suivre à ce sujet la voie scientifiquement tracée par des recherches récentes sur l'hypnotisation, sur l'hyperexcitabilité neuro-musculaire, si l'on ne veut pas encourir le reproche de rouvrir l'ère du mesmérisme.

Enfin, ce livre renferme, surtout pour les névroses complexes, un grand nombre, un luxe peut-être exagéré d'indications bibliographiques de tous les temps et de tous les pays. On trouvera même, avant la table, un index bibliographique complémentaire destiné à mentionner les travaux les plus importants parus pendant l'impression d'un ouvrage qui, commencé il y a plusieurs années déjà, a dû être plusieurs fois interrompu, et n'a pu être terminé plus tôt par suite de circonstances indépendantes de notre volonté. Nous savons plus que tout autre, qu'en puisant le plus souvent aux sources des travaux analysés et qu'en prodiguant une telle abondance de cita-

tions, nous nous sommes livré à un travail long, pénible, et toujours
ingrat. Mais nous aurions voulu protester contre certaine méthode
assez facile et trop fructueuse qui consiste à s'attribuer les œuvres
appartenant au long labeur du passé, que nous n'aurions pas perdu
notre peine. Notre but a été cependant à la fois plus modeste et plus
élevé : que nous importe que toutes ces indications précieuses vien-
nent à se perdre dans la foule des livres à paraître, que d'autres
récoltent après nous ce que nous avons semé, que toutes ces
recherches deviennent la propriété de tous, si la médecine en pro-
gresse, si les travailleurs en profitent et si les malades y gagnent un
peu de soulagement. L'œuvre de la science n'est pas de celles qui
s'édifient en un jour, ou qui puissent se résumer, s'identifier dans
le nom, la vie et les travaux d'un seul homme, et les citations d'auteurs nombreux sont autant d'hommages rendus au talent comme
au passé. Lorsqu'on se reporte à la lecture, trop négligée de nos
jours, des auteurs anciens qui ont étudié les maladies du système
nerveux, lorsque l'on consulte les livres de Willis, de Fr. Hoff-
mann, de J. Raulin, de Sydenham, de R. Whytt, de Tissot, de
Pomme, de Louyer-Villermay, de Georget, de Dubois d'Amiens,
on trouve encore de précieux renseignements, des descriptions même
remarquables qui, pour certains sujets, ne sauraient comporter
plus de précision ou d'esprit d'observation, et qui rappellent invo-
lontairement ce vers si souvent cité du poète :

Multa renascentur quœ jam cecidere.

Nous ne sommes pas un admirateur absolu du « génie antique »
ou du temps passé, pas plus que nous voudrions être un contemp-
teur injuste des travaux parus à l'étranger. Il est équitable, en effet,
de reconnaître les progrès incontestables accomplis en physiologie
et en pathologie nerveuses par les savants de tous les pays : More-
house, Keen, Seguin, Weir Mitchell, Hammond, Beard, Jewell,
en Amérique ; Romberg, Westphal, Valentiner, Rosenthal, Erb,
Eulenburg, Benedikt, Leyden, Remak, Hitzig, en Allemagne ; Todd,
Brodie, Waller, Lockart-Clarke, Gull, Charlton Bastian, Handfield,
Jones, Hughlings-Jackson, Gowers, Wilks, Skey, Buzzard, en Angle-
terre ; Owsiannikow, Tschiriew, Mierzejewski, Lubimoff, en Russie ;
Tamburini, Luciani, Maggiorani, Maragliano, Seppili, en Italie.

Mais bien que la science n'ait pas de frontières, et que sa patrie soit partout où il y a des chercheurs et des travailleurs de bonne volonté, personne ne nous contredira même à l'étranger, lorsque nous déclarerons que la neuropathologie est une science éminemment française. C'est la France qui lui a donné le jour avec Rostan, Bouillaud, Lallemand, Bayle, Esquirol, Calmeil, Rochoux pour les maladies du cerveau ; avec Brachet, H. Landouzy (de Reims), Schutzenberger, Négrier (d'Angers), Briquet, Valleix, Sandras, Cerise, etc., pour les névroses ; c'est encore elle qui la fait fortifier et grandir. Aussi n'hésitons-nous pas à proclamer que la révolution si féconde opérée dans les maladies de l'appareil respiratoire par ce grand génie qui s'appelle Laennec, a été accomplie de nos jours pour les maladies du système nerveux par deux hommes éminents, Duchenne (de Boulogne) et Charcot : Duchenne (de Boulogne), ce clinicien modeste et incomparable qui, n'étant rien à l'Hôpital, rien à l'Académie, rien à la Faculté, sut prouver une fois de plus que ni les positions officielles ni les titres honorifiques ne font les grands médecins, cet infatigable travailleur qui a résolu l'œuvre du *labor improbus* du poète en créant, au milieu du chaos des affections médullaires décrites par Ollivier (d'Angers), des maladies nouvelles et des types morbides comme l'ataxie locomotrice progressive, l'atrophie musculaire, la paralysie atrophique de l'enfance, les paralysies générales spinales, la paralysie pseudo-hypertrophique ou myo-sclérosique, la paralysie labio-glosso-laryngée ; M. Charcot qui, mettant heureusement à profit les éléments si précieux d'un grand service à la Salpêtrière, a su formuler les lois suivant lesquelles se produisent les grandes attaques de l'hystérie et éclairer d'un jour tout nouveau l'étude de cette névrose, qui dans les affections de l'encéphale et de la moelle a exploré, découvert des régions ou des lésions jusqu'alors inconnues, et qui a poursuivi avec tant de succès l'étude des localisations cérébro-spinales inaugurée par Broca, continuée beaucoup plus tard par Hitzig, Ferrier, Meynert, Huguenin, Carville et Duret. Nous nous sommes souvent inspiré de son enseignement, et sans nous contenter toujours de nos observations personnelles, nous avons tenu à citer les ouvrages de ses élèves parmi lesquels nous devons une mention toute spéciale à *l'Iconographie photographique de la Salpêtrière*, aux patientes recherches et excellentes publications de M. Bourneville.

Il faut aussi rappeler les travaux de Delasiauve, Th. Herpin, A. Voisin et Magnan sur l'épilepsie, de Lasègue sur quelques accidents hystériques et sur la déformation du crâne chez les épileptiques, de Legrand du Saulle sur l'étude médico-légale des épileptiques et des hystériques, de Luys sur le système nerveux en général, et enfin les livres de Bouchut, Fabre (de Marseille), Grasset (de Montpellier), Poincaré (de Nancy).

Mais l'édifice scientifique a besoin du soutien et de la sanction de l'expérimentation. Après Magendie, Flourens et Claude Bernard, M. M. Vulpian et Brown-Sequard ont eu l'honneur de l'avoir établi sur des bases plus solides, le premier par son enseignement sur la médecine expérimentale, par ses travaux sur l'appareil vaso-moteur, sur la physiologie et la pathologie du système nerveux, le second par ses découvertes impérissables sur l'épilepsie, et par ses recherches encore récentes sur les phénomènes d'inhibition et de dynamogénie.

Malgré l'illustration de leurs auteurs, malgré la richesse des idées et l'abondance des résultats acquis, les travaux remarquables dont nous venons de donner une rapide et incomplète énumération, n'ont pas encore fait oublier la légitime faveur avec laquelle fut accueillie, il y a tantôt vingt ans, la première édition des *Névroses*. Pour mieux apprécier l'importance de l'œuvre, il serait injuste de voir seulement l'état actuel de la science et de ne pas au contraire se reporter à un quart de siècle en arrière : alors, les maladies nerveuses n'étaient décrites que d'une manière confuse, leur étude était d'autant plus difficile que la plupart de ces affections étaient mal définies, que leur symptomatologie était vague, leur diagnostic indécis, leur étiologie obscure, et leur traitement livré trop souvent au hasard ou à la fantaisie de l'empirisme. Avec cet esprit méthodique et sûr, avec cette précision dans les idées et cette clarté dans l'expression qui ne furent pas ses moindres qualités d'écrivain, notre regretté maître apporta l'ordre et la lumière dans ce chaos informe et obscur des névropathies. Ce fut lui qui, dans ces pages admirables où la puissance du raisonnement est encore rehaussée par la vigueur du style, sut un des premiers, utiliser les données de la physiologie pathologique. Aussi, n'a-t-il pas été tout à fait étranger à ce mouvement si fécond qui a porté les médecins vers l'étude des névroses. Du reste, Axenfeld exerçait une grande influence sur tous ceux qui l'approchaient, sur ses lecteurs comme sur ses auditeurs, sur ses collègues comme sur ses élèves, et ses maîtres parmi lesquels il en comptait d'illustres comme Andral, saluaient en lui l'honneur et l'espoir de la médecine française. D'autres que nous, plus autorisés, pourront rappeler, avec le talent si remarquable de l'écrivain, l'éloquence si communicative du professeur, les qualités si profondes du grand clinicien; on ne vantera jamais trop la puissance de son intelligence d'élite, la fermeté de ses opinions, la rectitude de son jugement, l'éclat et la grâce de son esprit, la sérénité forte et calme de son âme, l'aménité et l'austère dignité de son caractère; on ne saura jamais assez dire ce que furent la bienveillance, le dévouement et l'abnégation de cet homme de cœur qui sut toujours rester modeste et bon au milieu de ses plus grands succès de professeur et de médecin. Ses élèves ne se rappellent-ils pas ces consultations ou ces visites de l'hôpital, pendant lesquelles il compatissait avec tant de douceur aux innombrables misères dont il était le témoin attendri, et soutenait de ses encouragements ou du secours de sa bourse, toujours si généreusement ouverte, les malheureux déshérités de la santé et de la fortune? On l'avait déjà vu, jeune encore, pendant son internat, donner la mesure de son dévouement, s'installer au chevet de son maître Giraldès victime d'un cruel accident, lui prodiguer jour et nuit les soins les plus assidus, voulant par tous les moyens calmer l'acuité des souffrances physiques et morales... Maître plus tard, n'apprend-il pas qu'un de ses anciens internes vient d'être atteint d'une redoutable maladie contractée à l'hopital ? Aussitôt il accourt, il ne manque pas un jour, pendant de longs mois, de venir apporter le secours de ses exhortations et de ses bonnes paroles, il relève un courage abattu et près de défaillir, il adoucit par sa présence l'amertume de tristes pensées et de sombres présages, et avec l'aide d'autres maîtres excellents, d'habiles chirurgiens, de collègues ou d'amis dévoués dont le souvenir n'est pas perdu, il panse et guérit la blessure.

Celui qui écrit ces lignes, ne pourra jamais l'oublier...

Axenfeld ne savait pas que bientôt lui-même, terrassé par un mal implacable, serait l'objet d'un dévouement à toute épreuve de la part d'un de ses plus fidèles amis dont le caractère est à la hauteur de la science, du professeur Potain, qui pendant les longs et tristes jours d'une cruelle affection, lui rendit une grande partie du bien fait autrefois à tant d'autres.

Telle est la mémoire dont nous conserverons toujours au fond du cœur le culte pieux et sacré, tel fut l'homme au sujet duquel nous aimons à répéter les nobles et émouvantes paroles d'un maître qui est lui-même un si bon juge de l'honnêteté scientifique et professionnelle, de la bienveillance et du dévouement pour tous, du professeur F. Guyon : « Quel est celui de nous qui ne se sent profondément ému en entendant nommer cet homme de bien; en se rappelant ce caractère aussi élevé que droit; inflexible dans le devoir, incapable de transaction; ce cœur aimant et généreux, dévoué jusqu'à l'abnégation; ce savant dont l'esprit était sérieux et orné, brillant et enjoué, la mémoire impeccable; qui a été l'honneur de notre Faculté et auquel il n'a manqué que de vivre pour en devenir la gloire. »

HENRI HUCHARD.

Paris, le 11 mai 1882.

PARIS. — IMPRIMERIE ÉMILE MARTINET, RUE MIGNON, 2.

9 782329 128504